AF246705

ASSOCIATION FRANÇAISE

pour

L'AVANCEMENT DES SCIENCES

CONGRÈS DE LILLE

1874

M

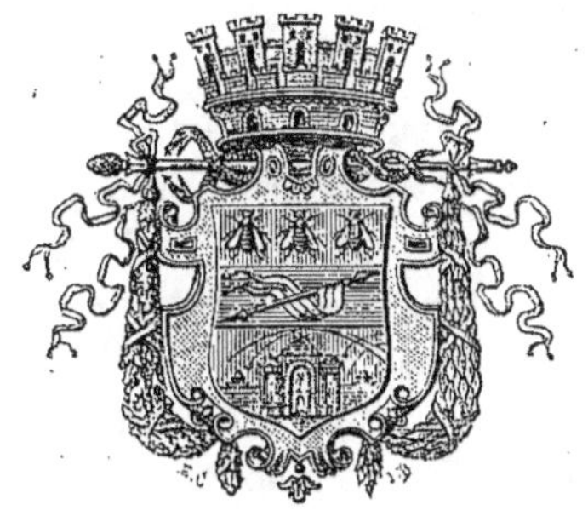

PARIS

AU SECRÉTARIAT DE L'ASSOCIATION

76, rue de Rennes.

ASSOCIATION FRANÇAISE

POUR L'AVANCEMENT DES SCIENCES

Congrès de Lille — 1874

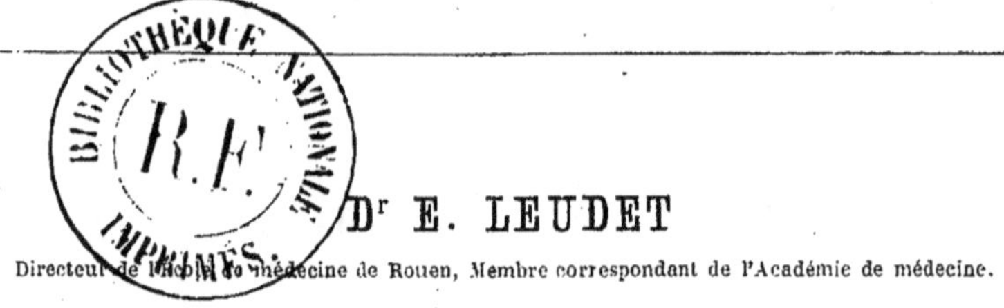

Dr E. LEUDET

Directeur de l'École de médecine de Rouen, Membre correspondant de l'Académie de médecine.

DES SYMPTOMES ET DE LA MARCHE DE L'ALCOOLISME DANS LA CLASSE AISÉE

— Séance du 21 août 1874 —

Il ne faudrait pas croire, dit Roesch (cit. de Lancereaux, *Dict. encyc. des sc. méd.*, p. 690), que les excès alcooliques soient rares dans la classe aisée; mais dans cette classe, l'alcoolisme revêt une forme un peu différente; les phénomènes cérébraux y sont prédominants, ainsi que l'embonpoint produit à la fois par l'usage des boissons et de la bonne chère. Lancereaux, qui cite ce passage de Roesch, adopte complétement l'opinion de ce savant auteur, mais n'y ajoute aucun détail. L'histoire de l'alcoolisme chronique a été écrite par presque tous les auteurs, en prenant pour base de leurs descriptions les symptômes provoqués par l'abus des boissons alcooliques chez les ouvriers; ainsi, Magnus Huss, le savant professeur de Stockholm, dans son excellent livre, a puisé ses matériaux d'études dans la pratique d'hôpital; son œuvre, qui date de plus de vingt ans, est encore aujourd'hui un recueil auquel le temps n'a rien enlevé de sa vérité, auquel, il faut le reconnaître, les recherches ultérieures ont ajouté sans contredit de nouveaux résultats, mais n'ont rien modifié des résultats cliniques obtenus par notre éminent confrère suédois. Depuis plus de vingt ans, j'ai suivi avec attention, dans la pratique de la ville et de l'hôpital, l'évolution de toutes les lésions produites par les abus alcooliques; depuis lors, j'ai publié dans divers recueils (1) le résultat de mon expérience comme médecin d'hôpital;

(1) De l'Ictère causé par l'abus des alcooliques (*Mém. de la Soc. de biologie*). — Des Ulcères de l'estomac à la suite de l'abus des boissons alcool. (*Compte rendu du Cong. méd. de Rouen*). — De la Forme hypersthésique de l'alcoolisme chronique (*Archiv. gén. de méd.*) — De la Pellagre et de la pseudopellagre des alcoolisés (*Mém. de la Soc. de biologie*). — De la Marche de la phthisie chez les alcoolisés (*Cong. médic. de Lyon*). — *Clinique médicale de l'Hôtel-Dieu de Rouen*, 1874.

le dernier travail, publié cette année même, dans la *Clinique médicale de l'Hôtel-Dieu de Rouen*, contenait l'exposé de quelques faits d'hépatite interstitielle empruntés à la pratique de la ville. Depuis mes derniers travaux, j'ai pu étudier les effets de l'abus des alcooliques dans toutes les classes de la population, chez les ouvriers à l'hôpital, dans la population aisée et la population riche de la ville de Rouen et des départements de la Seine-Inférieure et de l'Eure.

Les excès alcooliques ne sont pas rares à tous les degrés de l'échelle sociale de notre population, mais ils se produisent dans des circonstances tellement différentes, que leurs effets morbides présentent une grande variété d'expression. Parmi les riches, soit sans profession, ou parmi les commerçants, quelques-uns continuent encore les traditions de l'ancienne population normande, que Lepecq de la Clôture indiquait déjà comme aimant la bonne chère, comme aussi grands mangeurs que buveurs. J'en ai vu chez lesquels l'usage du vin et des alcooliques pouvait être poussé pendant des années à un degré extrême; chez d'autres, l'usage de l'alcool semble être la conséquence de leur profession, ou du moins ce sont les occupations commerciales qui en fournissent la première incitation; tels sont un grand nombre d'individus s'occupant de la commission, du commerce de transit, les commerçants en vins, les débitants de liquides, les cultivateurs eux-mêmes. Les cafés deviennent trop souvent le lieu de réunion des personnes s'occupant du commerce de transit. On pourra avoir une idée du nombre des personnes s'occupant du commerce des liquides, quand on saura que la ville de Rouen compte près de 1,000 individus faisant le commerce des liquides, négociants, entrepositaires, cafetiers, débitants, etc.

La nature et la qualité des boissons alcooliques consommées doit tenir une large place dans l'effet morbide. Si la classe aisée consomme en général des eaux-de-vie, du cognac, etc., moins adultérés que la classe ouvrière, il n'en est pas moins certain que ces liquides sont rarement absolument naturels. La classe aisée consomme, il est vrai, beaucoup de vin, mais il est rare que les grands buveurs usent exclusivement de ce liquide; ils y joignent en général l'absinthe, le vermouth, le bitter, la chartreuse, liqueurs qui tendent de plus en plus à se répandre dans toute la population et à pénétrer jusqu'à la classe ouvrière. Parmi les cultivateurs aisés de la campagne, l'abus de l'alcool se propage chaque jour davantage. L'eau-de-vie qu'on y consomme de préférence est bue pendant tout le cours du repas, à certains moments consacrés par l'usage pour stimuler l'appétit, et, comme le disent nos cultivateurs, « pour faire un trou ». J'ai dit que dans la classe aisée le vin était rarement le liquide servant uniquement aux excès ; cependant, l'on voit aussi quelques individus absorber journellement, et cela pendant vingt années, jusqu'à cinq ou six bouteilles de vin. C'était là le chiffre habituel de la consommation d'un grand seigneur, très-riche propriétaire du département, qui croyait trouver dans cette espèce de jouissance la consolation d'infirmités congéniales qui lui interdisaient des plaisirs d'une autre nature.

Il faut insister surtout sur ce fait, c'est que chez beaucoup d'individus de la classe aisée, la consommation habituelle des alcooliques peut atteindre une quantité plus grande que dans la classe ouvrière.

La continuité de l'usage des alcooliques est surtout beaucoup plus marquée; il en serait de même chez l'ouvrier, si ses ressources pécuniaires lui permettaient de se procurer chaque jour une quantité considérable d'alcool.

Le buveur de la classe aisée consomme donc journellement des alcooliques sous diverses formes, du vin; il a en outre sur l'ouvrier l'avantage d'user d'aliments réparateurs, mais aussi le désavantage d'en abuser quelquefois. Ces excès simultanés d'alimentation et de boisson ne trouvent pas leur compensation dans un exercice corporel qu'impose le travail manuel, et surtout le travail à l'air libre; de là des conséquences pathologiques diverses, sur lesquelles on a eu raison de fixer l'attention.

Les négociants en liquides, les entrepositaires d'eau-de-vie, et surtout les débitants, présentent rapidement et en grand nombre une série d'accidents de l'alcoolisme aigu et chronique. Dans cette classe d'individus, l'abus des boissons est tellement habituel qu'on pourrait presque avancer que les individus indemnes d'accidents constituent l'exception, et ceux qui en présentent, sous une forme quelconque, la règle. Chez les débitants d'eau-de-vie, les accidents d'alcoolisme se rapprochent beaucoup de ceux de la classe ouvrière, et cela s'explique facilement, puisqu'ils consomment les mêmes boissons alcooliques que leurs clients; ils ont uniquement sur ces derniers l'avantage d'user d'aliments de meilleure qualité, et en quantité suffisante.

La classe aisée présente une forme d'abus alcoolique difficile à reconnaître : c'est l'habitude de boire seul; j'ai rencontré cette forme d'abus alcooliques chez des individus riches, et le soin qu'ils apportaient à dissimuler leur fâcheuse habitude pouvait induire le médecin en erreur sur la nature des troubles gastriques et des autres accidents qu'ils présentaient. Chez d'autres individus, les habitudes sont plus faciles à reconnaître, elles sont même avouées : j'en ai rencontré un exemple remarquable.

M. X., âgé de 44 ans, est un rentier qui n'a jamais eu d'occupation sérieuse ; il demeure habituellement dans une de ses propriétés, à la campagne. A l'âge de 32 ans, pendant un voyage en Sicile, M. X. a pris l'habitude de boire des vins d'Italie et de Sicile, de préférence des

vins de Capri et de Marsala. Depuis lors, il a continué à boire d'une
manière désordonnée. Dans ses journées habituelles, il boit, le matin au
réveil, une demi-bouteille de vin d'Italie avec quelques biscuits ; au dé-
jeuner, il absorbe une bouteille de vin, du café, plusieurs verres d'eau-
de-vie ; vers trois heures du soir, il goûte avec une demi-bouteille de vin ;
vers six heures, il dîne et boit une bouteille de vin et un ou deux petits
verres. Ce régime habituel subit quelques modifications quand M. X.
dîne en ville ou reçoit quelques amis. Pendant les sept premières années,
on ne remarqua aucun changement dans sa santé. Dans le cours d'un
voyage, fait il y a quelques années en Suisse, Mme X. remarqua que M. X.
était souvent altéré et qu'il buvait au moins cinq ou six bouteilles d'eau
dans sa journée ; l'appétit était modéré, mais régulier, ce qu'il a encore
après douze ans d'excès de boisson. Depuis l'âge de 38 ans, M. X. présente une irritabilité extrême, un dégoût de ses plaisirs habituels ; ainsi,
il a renoncé à la chasse. Les bizarreries de caractère qui sont constantes
augmentent quand il dîne en société, et l'on a été plus d'une fois embar-
rassé de ses paroles, qui semblaient celles d'un aliéné. A 39 ans, on
remarqua une émotionnabilité exagérée ; ainsi il verse des larmes pendant tout le service funéraire de son médecin ; une autre fois, après avoir
appris la mort d'un oncle qui avait succombé à une pneumonie, il se
crut atteint de la même affection et fit appeler son médecin, qui ne
constata aucune trace de maladie. Vers l'âge de 42 ans, M. X. com-
mença à éprouver, presque chaque après-midi ou dans la soirée, une
sorte de prostration qui dure une ou deux heures ; pendant ce temps,
il est incapable de toute conversation, ses jambes s'affaiblissent au point
qu'il ne peut se soutenir. Au bout de peu de temps, ces symptômes de
prostration se dissipent. Dans sa 44e année, époque de la vie à laquelle
j'examinai M. X., il éprouve encore fréquemment l'après-midi, vers
deux heures du soir, ou dans la soirée, ces accès d'hébétude ou de prostration, pendant lesquels il reste inerte ou prononce quelques mots
incohérents. Dans ces derniers temps, les accidents revêtent parfois une
autre forme. Un jour, il monte dans un canot pour aborder un navire
à vapeur en Seine ; arrivé près du navire à vapeur, il perd subitement
l'usage de ses jambes et doit être hissé à bord ; il perd connaissance,
sa face devient pâle, les membres rigides, sans convulsions cloniques.
Une autre fois, en se promenant dans une prairie, il veut s'asseoir sur
un tas de foin, il s'affaisse, perd l'usage de ses jambes et se déchire la
peau de la face. On a pu s'assurer que fréquemment, lorsque M. X.
était pris de ces accidents subits, il avait emporté une bouteille de vin
qu'il buvait en cachette. Quand M. X. fait un voyage plus long et qu'il
peut être surveillé, ces accidents ne se produisent pas. M. X., au moment où je 'examinai, présentait l'apparence d'un homme qui n'est pas

atteint d'une maladie grave ; ainsi, il n'avait pas de tremblement, n'accusait que des douleurs fugaces dans les membres et ne présentait pas d'anesthésie ; il assurait éprouver uniquement des vertiges. Malgré un peu de catarrhe gastrique du matin, son appétit est bon.

Le malade dont je viens de relater l'histoire a présenté une succession lente d'accidents d'alcoolisme chronique, augmentant graduellement de gravité, mais n'apportant aucun trouble permanent dans la santé. J'ai cité ce fait comme un exemple remarquable de la persistance des abus de liqueurs alcooliques. Cette funeste tendance qui pousse parfois l'homme intelligent et riche à abuser de substances ébrieuses, je l'ai rencontrée une autre fois, sous une forme curieuse, dont on a cité quelques exemples ; cependant, aucun plus prononcé que celui que j'ai rencontré et qui a été constaté par plusieurs médecins : c'était l'intoxication par les vapeurs de chloroforme.

M. X., sujet à des douleurs stomacales dont la cause pouvait être rapportée à des erreurs de régime, a usé pendant près de neuf années consécutives avec passion des inhalations chloroformées ; il arriva, sans aucun autre but que celui de se procurer une sensation de bien-être, à inhaler jusqu'à 150 grammes de chloroforme par jour. Cette inhalation était pratiquée en versant du chloroforme sur un mouchoir, et en le plaçant sous ses narines. La personne qui administrait le chloroforme était chargée de répéter les inhalations, chaque fois que le patient semblait revenir à lui. Cette torpeur était souvent entretenue pendant une heure, et répétée plusieurs fois chaque jour. Lorsqu'il répétait ces inhalations plusieurs jours de suite, il maigrissait rapidement, sa physionomie avait un aspect terreux particulier, comme subictérique, tellement que ses amis reconnaissaient parfaitement qu'il avait cédé à ses penchants funestes. Quand il renonçait à ses excès de chloroforme, il retrouvait rapidement son appétit et mangeait tellement qu'il recouvrait en peu de temps l'embonpoint qu'il avait perdu. Les inhalations de chloroforme ont été continuées avec une telle passion que, dans une année, X. consomma plus de 5 kilogrammes de chloroforme, et, dans l'année suivante, 4 kilogrammes.

Au bout de cinq années de cette passion funeste, X. devient graduellement paraplégique ; la perte du mouvement, très-marquée, ne lui permettait pas de faire de longues courses ; il n'a jamais remarqué de points anesthésiques ; une incontinence d'urine apparaît simultanément. Vers cette époque, X. fut atteint d'une gangrène sèche du gros orteil droit, survenue sans beaucoup de douleur. Le chirurgien qui pratiqua l'amputation de l'orteil dans l'articulation métatarsophalangienne, ne voulant pas recourir aux inhalations de chloroforme, profita d'une modification de la susceptibilité du malade aux narcotiques. Depuis ses excès de chloroforme, X. avait remarqué que lui, qui supportait autrefois, sans aucun effet fâcheux, des doses ordinaires de narcotiques, ne pouvait, depuis quelques années, prendre un centigramme d'extrait d'opium, sans éprouver une anesthésie de tout le corps qui durait deux ou trois jours. Aussi, ayant pris, la veille de l'amputation de l'orteil, un centigramme d'extrait d'opium, eut-il à peine conscience de la section des parties par l'instrument tranchant.

Quelque temps après cet accident, X. recommença ses inhalations de chloroforme. La paraplégie, qui avait complétement ét rapidement cessé depuis la période de sobriété, reparut de même que l'incontinence d'urine. Depuis lors, les excès ont été continués; lorsque je vis le malade, la paraplégie du mouvement était considérable ; pas d'hyperesthésie ou d'anesthésie de la peau des membres; pas d'hallucinations dans la nuit. L'intelligence est toujours restée parfaite ; aucun trouble des sens. Peu d'appétit, même incontinence d'urine. Ce liquide, examiné plusieurs fois dans le cours de sa maladie, n'a jamais contenu de glycose ou d'albumine. M. X., soumis à un traitement tonique et hydrothérapique, n'éprouva aucune amélioration et succomba dans l'adynamie quelques mois après mon examen.

Je n'ai pas l'intention d'établir un parallèle entre les effets de l'absorption prolongée de l'alcool et du chloroforme. Déjà Faure (*Archives gén. de méd.*, sér. V, vol. XII, p. 593 1858), a comparé l'ivresse alcoolique à la chloroformisation ; Trousseau a fait le même rapprochement et j'ai vu, dans son service de l'Hôtel-Dieu de Paris, une femme chez laquelle des chloroformisations répétées et prolongées avaient déterminé un ictère dont les symptômes et la marche offraient une grande analogie avec celui qui survient à la suite de l'abus des boissons alcooliques.

L'observation de cet ivrogne de chloroforme prouve que, dans la classe aisée, l'abus prolongé des liquides enivrants peut être porté à un haut degré et que, malgré cette persistance de l'action toxique, les effets morbides ne sont ni aussi rapides, ni aussi graves qu'on pourrait le supposer.

La quantité d'alcooliques consommée habituellement par les gens de la classe aisée est loin d'être aussi considérable que dans les cas précédents. L'action nocive est souvent cachée sous une apparence de santé qu'on rattache à l'existence de l'obésité.

En effet, dans la classe aisée on constate à côté de l'obésité, la goutte, la glycosurie, formes d'accidents qu'on ne rencontre pas dans la classe ouvrière. Robin (*Leçons sur les humeurs*, p. 716, 1867) dit: « G. Harley a démontré que l'injection de substances irritantes dans le système de la veine porte amène l'apparition du sucre dans l'urine, ce qui peut expliquer le diabète, que l'on voit parfois survenir chez ceux qui abusent des boissons alcooliques. » Cette relation de cause à effet n'est démontrée par la clinique que chez les buveurs d'alcool de la classe aisée, joignant à l'abus des alcooliques un régime azoté, et usant peu leur substance animale par l'exercice corporel. Mon expérience personnelle m'a fait constater, chez sept goutteux ayant abusé des alcooliques, quatre fois un diabète. De ces sept goutteux, quatre offraient des signes d'une lésion du foie, c'était trois fois une cirrhose atrophique et une fois une augmentation du volume de l'organe. La goutte, chez les buveurs d'alcool, n'offre rien de particulier ; les accès présentent les mêmes variétés. Les lésions simultanées ou consécutives sont identiques ; aussi suffira-t-il de rappeler, parmi cette variété de lésions, la lithiase urique, les lésions du cœur et des gros vaisseaux. La gravelle urique, de même que les athéromes artériels, survient, sans contredit, beaucoup plus fréquemment chez les ivrognes de la classe aisée que chez ceux de la classe pauvre.

Ces modifications de la diathèse goutteuse sont donc, pour les buveurs de la classe aisée, un accident fréquent que l'on ne rencontre guère dans la classe pauvre. Je dois signaler que les abus des alcooliques, aussi communs chez les cultivateurs aisés que chez les riches de la ville, provoquent moins la goutte et le diabète chez les premiers que chez les seconds ; la quantité d'aliments azotés absorbés est souvent énorme chez les campagnards, et cependant ils souffrent moins de la goutte et du diabète. Chez eux les lésions des appareils vasculaires et urinaires sont très-communes en même temps que l'obésité.

Les troubles de l'estomac sont incontestablement la variété d'accidents que l'abus des boissons alcooliques provoque le plus souvent dans la classe aisée comme dans la classe pauvre. Magnus Huss l'a écrit avec raison, un des premiers effets de l'intoxication alcoolique est, sans contredit, le catarrhe gastrique, la gastrite. S'il est incontestable que l'inflammation aiguë ou chronique de l'estomac est la règle chez les débitants d'eau-de-vie, pour la classe ouvrière, elle est très-commune également chez les entrepositaires d'eau-de-vie qui vendent principalement des liquides d'une qualité supérieure. Parmi ces derniers, arrivés déjà à un certain âge, je ne connais qu'un seul individu qui ne présente aucun symptôme de trouble stomacal. Je ne voudrais pas assurer que tous ces marchands soient atteints de gastrite alcoolique, mais la coïncidence est au moins singulière. Les débitants d'eau-de vie et les cafetiers sont, sans aucun doute, ceux qui boivent habituellement et sans interruption la plus grande quantité de boissons alcooliques ; chez eux, le catarrhe gastrique avec ses régurgitations aqueuses, le ballonnement, les éructations, le pyrosis apparaît au bout de quelques mois d'abus alcooliques. Mais, ce qu'il faut surtout signaler, c'est la longue durée de cette forme de lésion stomacale, sans aggravation, bien que l'ivrogne continue ses excès alcooliques ; ainsi, j'ai vu un homme de 61 ans, débitant l'eau-de-vie depuis l'âge de 20 ans, et qui, depuis lors, était sujet à des douleurs d'estomac, pituites, pyrosis. A l'âge de 22 ans, il commençait à vomir, le matin comme dans le jour, tantôt des liquides bilieux, tantôt des aliments. Ces vomissements se répétaient deux ou trois fois la semaine, pendant sept ou huit années. Alors, ces accidents se calmaient et étaient remplacés par une diarrhée continue, de la dyspepsie intestinale et quelques troubles nerveux périphériques.

Jamais dans la classe aisée, je n'ai observé ces gastrites aiguës soit d'emblée, soit, ce qui est presque la règle, greffées sur une gastrite chronique antérieure ; ainsi, on observe rarement les crises de vomissements avec état adynamique, sensibilité excessive de l'épigastre. Ces accidents manquent dans la classe aisée, parce que l'usage de l'alcool est constant, mais n'est pas, comme chez les ouvriers, poussé subitement à une exagération extrême.

La nutrition éprouve habituellement une modification indiquée, c'est le dégoût de la viande. J'ai vu des gens manger à peine 500 grammes de viande par mois, se nourrir de légumes, d'œufs, et, malgré cette alimentation peu réparative, et tout en continuant d'user habituellement des boissons alcooliques, maigrir peu et conserver un état des forces très-satisfaisant.

L'ulcère simple de l'estomac est-il aussi fréquent chez les ivrognes riches que chez les pauvres ? Je n'oserais le dire, n'ayant pas fait l'examen des cadavres dans les deux conditions

Dans un travail antérieur, j'ai montré qu'un certain nombre de ces ulcères pouvait exister sans avoir provoqué, à aucune période de son évolution, de troubles séméiologiques assez graves pour attirer l'attention de l'alcoolisé. Comme dans la classe ouvrière, l'ulcère simple de l'estomac peut reconnaître deux causes principales : ou bien il est l'effet de l'irritation directe de l'irritant alcoolique sur la muqueuse stomacale, ou bien il est l'effet des troubles de la circulation des vaisseaux de l'estomac dans l'inflammation interstitielle du foie. Chez les malades de la classe aisée où les autopsies ne peuvent être pratiquées après le décès, on reste incertain sur la variété pathogénique de l'ulcère stomacal. Voici ce que j'ai observé en ne tenant compte que de la séméiologie. L'ulcère aigu ne se rencontre point ; s'il existe dans la classe ouvrière, c'est le plus souvent à la suite de l'ingestion de l'alcool concentré. Dans la classe aisée, rien de pareil ; l'ulcère peut exister nombre d'années avec des rémissions et des recrudescences, et ce n'est que tard qu'il provoque des gastrorrhagies, ou des hémorrhagies intestinales. J'ai vu chez un riche entrepositaire de boissons alcooliques les symptômes d'ulcère de l'esto-

mac persister pendant près de vingt ans, et se terminer par une ané-
mie considérable, consécutive à des hémorrhagies intestinales lentes,
qui se caractérisaient par des selles noires.

L'hémorrhagie intestinale n'est pas toujours aussi lente; j'ai vu chez trois
individus, dont l'un très-aisé et les deux autres riches, des gastrorrhagies
considérables, formées par du sang rougeâtre, survenir dans le cours
d'une affection ulcéreuse de l'estomac; deux guérirent, l'autre succomba.

La guérison, dans ces deux cas, s'effectua rapidement, par le changement de régime et la cure lactée.

La coïncidence d'une maladie du foie aggrave le pronostic de l'ulcère
simple de l'estomac; j'ai vu succomber dans ces conditions la femme
d'un riche meunier du département de l'Eure, qui usait journellement
de grandes quantités d'eau-de-vie.

Les accidents intestinaux ne sont pas rares chez les individus de la
classe aisée à la suite des abus alcooliques. Les diarrhées, qui se pro-
longent pendant des années, amènent rarement un grand trouble de la
constitution. J'ai même vu les individus, atteints de cette forme de catarrhe intestinal depuis de longues années, conserver encore l'intégrité
presque complète de l'appétit et présenter peu d'amaigrissement.

L'alcoolisme chez les gens aisés, en dehors des complications cardia-
ques, provoque très-rarement de l'albuminurie et de l'anasarque.

Les accidents nerveux sont de beaucoup les plus fréquents. Les formes les plus communes sont des troubles intellectuels, des accidents
spasmodiques, des hyperesthésies périphériques, tous accidents appar-
tenant aux premières formes de l'alcoolisme chronique et dont Huss no-
tait déjà la curabilité.

Chez les gens de la classe aisée qui ont usé longtemps des alcooliques,
je dois noter d'abord les cauchemars nocturnes, une émotionnabilité
plus grande, qui se traduit chez quelques-uns par de la susceptibilité, la
crainte de la mort, des terreurs peu habituelles; ainsi l'un d'eux ne pouvait passer sous un tunnel sans être pris d'un effroi qu'il était incapable de maîtriser. Un autre avait remarqué que le séjour dans un appar-
tement chaud lui faisait perdre la netteté de son intelligence, et il ne
faudrait pas croire que ces perversions intellectuelles fussent uniquement
provoquées par un excès plus qu'habituel et le suivissent immédiatement; souvent cet état survenait sans que le malade eût abusé excep-
tionnellement des alcooliques, et même dans certains cas, l'intolérance,
qui survient à la longue chez les buveurs habituels, expliquait comment
une quantité minime d'eau-de-vie suffisait pour provoquer chez eux des
perversions intellectuelles du genre de celles que je viens d'indiquer.

Les accidents spasmodiques légers sont très-communs; tels sont d'une
part un sentiment d'œsophagisme, qu'on pourrait comparer à la boule

des hystériques, avec cette seule différence qu'il n'a pas de direction
ascendante, existe d'emblée au col. Chez deux individus, un hoquet per-
sistant, et pouvant durer jusqu'à vingt-quatre heures de suite, devenait
un accident gênant.

Les douleurs dans les membres sont, de tous les accidents d'hyperesthésie, les plus communs. Ils n'ont pas de siége anatomique fixe, occu-
pent presque toujours les jambes et sont curables par la médication tonique générale, surtout par le quinquina. J'ai observé ces symptômes
bien plus fréquemment chez les alcoolisés de la classe aisée que chez
ceux de la classe ouvrière.

Chez ces derniers ils constituent souvent le début d'un alcoolisme
chronique à évolution incessante.

D'autres troubles de sensibilité sont surtout l'engourdissement des
pieds, quelques analgésies, mais rarement des anesthésies complètes.

Les troubles de la motilité sont très-communs; la forme la plus lé-
gère est le tremblement et le défaut d'équilibre. Le malade craint de
marcher seul. Il butte contre les pavés ou, comme dans un fait que j'ai
cité plus haut, il perd subitement l'usage de ses jambes; ces troubles
de la motilité peuvent être momentanés et même disparaître sous l'in-
fluence d'un changement de régime. Peut-être pourrait-on ranger à côté
de ces accidents les vertiges si communs chez les alcoolisés et qui peuvent prendre une telle intensité que l'individu se sent menacé de chutes
à tout moment ; d'autres éprouvent surtout des crampes dans les jambes,
des soubresauts, des convulsions de forme épileptique; je les ai ren-
contrées trois fois dans la classe aisée, et chez ces trois malades la
sobriété a suffi pour provoquer la guérison de la névrose.

La paralysie générale n'est pas très-commune dans la classe aisée; elle
l'est beaucoup moins que dans la classe ouvrière, mais elle offre dans
les deux classes une complète identité.

Les paralysies localisées et surtout l'hémiplégie ne sont pas rares chez
les alcoolisés ; j'en ai vu chez des gens qui dépassaient à peine leur
trentième année, et chez lesquels il n'existait pas d'autre cause prédis-
posante que les abus alcooliques.

Je n'ai pas parlé du *delirium tremens*, je n'en ai vu que deux cas
dans la classe aisée ; c'est dire qu'il est beaucoup moins fréquent que
dans la classe ouvrière ; ce qu'on observe le plus souvent, c'est une
forme particulière de l'alcoolisme subaigu, délire maniaque, demi-rai-
sonné avec hallucination qui a été fort bien décrit (*Arch. gén. de médecine* 1869), par M. Lasègue. Cette form   ui peut avoir plusieurs semai-
nes de durée, guérit en général   e d'elle-même, après la
cessation des abus alcooliques.

LILLE — IMPRIMERIE DANEL

ASSOCIATION FRANÇAISE

POUR L'AVANCEMENT DES SCIENCES

EXTRAIT DES STATUTS ET RÈGLEMENT

Votés par l'Assemblée générale du 27 août 1874.

STATUTS.

ART. 4. — L'Association se compose de membres fondateurs et de membres ordinaires ; les uns et les autres sont admis, sur leur demande, par le Conseil.

ART. 5. — Sont membres fondateurs les personnes qui auront souscrit à une époque quelconque une ou plusieurs parts du capital social : ces parts sont de 500 francs.

ART. 7. — Tous les membres jouissent des mêmes droits. Toutefois les noms des membres fondateurs figurent perpétuellement en tête des listes alphabétiques, et les membres reçoivent gratuitement pendant toute leur vie autant d'exemplaires des publications de l'Association qu'ils ont souscrit de parts du capital social.

RÈGLEMENT.

ART. 1er. — Le taux de la cotisation annuelle des membres non fondateurs est fixé à 20 francs.

ART. 2. — Tout membre a le droit de racheter ses cotisations à venir en versant une fois pour toutes la somme de 200 francs. Il devient ainsi membre à vie.

La liste alphabétique des membres à vie est publiée en tête de chaque volume, immédiatement après la liste des membres fondateurs.

Les souscriptions sont reçues :

Au SECRÉTARIAT, 76, rue de Rennes ;

Chez M. MASSON, *trésorier*, 17, place de l'École-de-Médecine.

Les souscriptions des membres fondateurs peuvent être versées en une seule fois,
ou en deux versements de chacun 250 francs.

LILLE. — IMP. DANEL.